Tervislikud Salatid 2023

Kuidas Muuta Salatid Maitsevaks Ja Toitvaks Osaks Iga Päevamenüüst

Anu Kõrge

Sisukord

Spinati ja muraka salat 9
Köögiviljasalat Šveitsi juustuga 11
Maitsev porgandisalat 13
Marineeritud köögiviljasalat 15
Värviline röstitud maisi salat 17
kreemjas kurk 19
Marineeritud tomati-seene salat 21
oasalat 23
Peedi salat küüslauguga 25
Marineeritud mais 26
hernesalat 28
naerisalat 30
Õuna ja avokaado salat 32
Mais, oad, sibula salat 34
Itaalia köögiviljasalat 36
Mereandide pasta salat 38
Grillitud köögiviljasalat 40
Maitsev suvine maisisalat 42
Karamell-krõbe hernesalat 44
Maagiline musta oa salat 46
maitsev kreeka salat 48
Hämmastav Tai kurgi salat 50
Kõrge valgusisaldusega tomati-basiiliku salat 52
Kiire kurgi ja avokaado salat 54

Suussulav Tomato Orzo salat fetaga 56

Inglise kurgi ja tomati salat 58

Vanaema baklažaani salat 60

Porgandi, peekoni ja brokkoli salat 62

Kurgi ja tomati salat hapukoorega 64

Tomatimaitseline Tortellini salat 66

Brokkoli ja peekon majoneesikastmega 69

Kanasalat kurgikreemiga 71

Köögiviljad mädarõikakastmega 73

Magusa herne ja pasta salat 75

värvilise pipra salat 77

Kanasalat, kuivatatud tomat ja piiniapähklid juustuga 79

Tomati ja mozzarella salat 81

Vürtsikas suvikõrvitsasalat 83

Tomati ja spargli salat 85

Kurgi, sibula ja tomati salat 87

adas salatas 89

ajvar 91

bakdoonsiyyeh 93

Põhjus täidetud 94

Päevitamine 96

gado gado 98

Hobak Namul 100

Horiatiki Salata 102

kartoffelsalat 104

Kvashenaya Kapusta Provansal 106

Waldorfi kana salat 107

Läätsesalat oliivide, suurepärane ja fetaga 109
Tai grillitud veiseliha salat 111
Kõik Ameerika salatid 113
Kana-Satay salat Tervislikud sammid 115
Kleopatra kana salat 117
Tai-Vietnami salat 119
Cobbi jõulusalat 121
rohelise kartuli salat 124
põletatud maisi salat 127
Coleslaw ja viinamarjasalat 129
tsitruseliste salat 131
Puuvilja-salati salat 133
Õuna-salati salat 135
Oa ja paprika salat 137
Porgandi ja datli salat 139
Kreemjas paprika salatikaste 139
havai salat 142
põletatud maisi salat 144
Coleslaw ja viinamarjasalat 146
tsitruseliste salat 148
Puuvilja-salati salat 150
karri kana salat 152
Maasika ja spinati salat 154
magus salat salat 156
Klassikaline makaronisalat 158
Pirni ja rokforti salat 160
Barbie tuunikala salat 162

Jõulu-kanasalat 164

Mehhiko oasalat 166

Peekoni rantšo pastasalat 168

Punase nahaga kartulisalat 170

Musta oa ja kuskussi salat 172

Kreeka kana salat 174

uhke kanasalat 176

Puuviljane karri-kanasalat 178

Imeline karri-kanasalat 180

Vürtsikas porgandisalat 182

Aasia õunasalat 184

Kõrvitsa ja Orzo salat 186

Kressi-puuviljasalat 188

Caesari salat 190

Kana ja mango salat 192

Apelsini salat mozzarellaga 194

kolme oa salat 196

miso tofu salat 198

jaapani redis salat 200

edela cobb 202

Caprese salat 204

Suitsuforelli salat 206

Munasalat ubadega 208

Ambrosia salat 209

viilu salat 211

Hispaania pipra salat 213

mimoosi salat 215

klassikaline waldorf 217

Spinati ja muraka salat

Koostisained

3 tassi beebispinatit, pestud ja veest nõrutatud

1 pint värskeid murakaid

1 pint kirsstomateid

1 viilutatud roheline sibul

¼ tassi peeneks hakitud kreeka pähkleid

6 untsi purustatud fetajuustu

½ tassi söödavaid lilli

Valikus peekoni või palsamiäädika kaste

meetod

Sega kokku beebispinat, murakad, kirsstomatid, roheline sibul ja kreeka pähklid. Lisa juust ja sega uuesti. See salat maitseb hästi; salatikastmega või ilma. Kui soovid lisada kastet, kasuta vastavalt oma valikule peekonikastet või rohkelt palsamiäädikat. Enne serveerimist pange peale mis tahes söödavad lilled, mis teile meeldivad.

Nautige!

Köögiviljasalat Šveitsi juustuga

Koostisained

1 tass rohelist sibulat, viilutatud

1 tass sellerit, viilutatud

1 tass rohelist paprikat

1 tass pimiento täidisega oliive

6 tassi hakitud salatit

1/3 tassi taimeõli

2 tassi riivitud Šveitsi juustu

2 spl. punase veini äädikas

1 supilusikatäis. dijoni sinep

Sool ja pipar maitse järgi

meetod

Kombineerige salatikaussi oliivid, sibul, seller ja roheline paprika ning segage hästi. Vahusta väikeses kausis õli, sinep ja äädikas. Maitsesta kaste soola ja pipraga. Puista kaste köögiviljadele. Hoia külmkapis üle öö või mitu tundi.

Enne serveerimist kata roog salatilehtedega. Sega juust köögiviljadega.

Laota salat salati peale. Tõsta peale riivjuust. Serveeri kohe.

Nautige!

Maitsev porgandisalat

Koostisained

2 naela porgandit, kooritud ja lõigatud õhukesteks diagonaalseteks viiludeks

½ tassi mandlilaaste

1/3 tassi kuivatatud jõhvikaid

2 tassi rukolat

2 hakitud küüslauguküünt

1 pakk purustatud Taani sinihallitusjuustu

1 supilusikatäis. siidri äädikas

¼ tassi ekstra neitsioliiviõli

1 tl mett

1-2 näputäis värskelt jahvatatud musta pipart

Soola maitse järgi

meetod

Sega kausis porgand, küüslauk ja mandlid. Lisa veidi oliiviõli ja sega korralikult läbi. Lisa maitse järgi soola ja pipart. Tõsta segu küpsetusplaadile ja küpseta eelkuumutatud ahjus 30 minutit temperatuuril 400 kraadi F või 200 kraadi C. Kui serv muutub pruuniks, võta need välja ja lase jahtuda. Tõsta porgandisegu kaussi. Lisa mesi, äädikas, mustikad ja juust ning sega korralikult läbi. Sega hulka rukola ja serveeri kohe.

Nautige!

Marineeritud köögiviljasalat

Koostisained

1 purk herneid, nõrutatud

1 purk prantsusepäraseid rohelisi ube, nõrutatud

1 purk valge maisi või kingapulk, nõrutatud

1 keskmine sibul, õhukeselt viilutatud

¾ tassi sellerit peeneks hakitud

2 spl. hakitud paprika

½ tassi valge veini äädikat

½ tassi taimeõli

¾ tassi suhkrut

½ tl Pipar ½ tl. soola

meetod

Võtke suur kauss ja segage herned, terad ja oad. Lisa seller, sibul ja paprika ning sega segu korralikult läbi. Haara kastrul. Pange kõik ülejäänud koostisosad ja keetke madalal kuumusel. Segage pidevalt, kuni suhkur lahustub. Vala kaste köögiviljasegule. Kata anum kaanega ja pane üleöö külmkappi. Saate seda mitu päeva külmkapis hoida. Serveeri külmalt.

Nautige!

Värviline röstitud maisi salat

Koostisained

8 värsket maisihelbeid 1 punane paprika, tükeldatud

1 roheline paprika, tükeldatud

1 punane sibul hakitud

1 tass hakitud värsket koriandrit

½ tassi oliivõli

4 küüslauguküünt, purustatud ja seejärel hakitud

3 faili

1 tl valget suhkrut

Sool ja pipar maitse järgi

1 supilusikatäis. kuum kaste

meetod

Võtke suur pott ja asetage sinna mais. Valage vette ja leotage maisi 15 minutit. Eemaldage maisikestadelt siidid ja reserveerige. Haara grill ja kuumuta see kõrgele kuumusele. Asetage mais grillile ja küpseta 20 minutit. Pöörake neid aeg-ajalt. Laske jahtuda ja visake lehed ära. Võtke blender ja valage sisse oliiviõli, sidrunimahl, kuum kaste ja segage. Lisa koriander, küüslauk, suhkur, sool ja pipar. Blenderda ühtlaseks seguks. Nirista üle maisi. Serveeri kohe.

Nautige!

kreemjas kurk

Koostisained

3 kurki, kooritud ja õhukesteks viiludeks

1 viilutatud sibul

2 tassi vett

¾ tassi rasket vahukoort

¼ tassi siidri äädikat

hakitud värske petersell, valikuline

¼ tassi) suhkur

½ teelusikatäit soola

meetod

Lisa vesi ja soola kurk ja sibul, lase tõmmata vähemalt 1 tund. Kurna liigne vesi välja. Vahusta koor ja äädikas kausis ühtlaseks. Lisa marineeritud kurgid ja sibul. Sega korralikult läbi, et see oleks ühtlane. Tõsta mõneks tunniks külmkappi. Enne serveerimist puista peale petersell.

Nautige!

Marineeritud tomati-seene salat

Koostisained

12 untsi kirsstomateid, poolitatud

1 pakk värskeid seeni

2 viilutatud rohelist sibulat

¼ tassi balsamico äädikat

1/3 tassi taimeõli

1 ½ tl. Valge suhkur

½ tl musta pipart

½ teelusikatäit soola

½ tassi hakitud värsket basiilikut

meetod

Vahusta kausis palsamiäädikas, õli, pipar, sool ja suhkur ühtlaseks seguks.

Võtke teine suur kauss ja segage kokku tomatid, sibulad, seened ja basiilik.

Sega hästi. Lisa kaste ja kata köögiviljad ühtlaselt. Katke kauss ja jahutage 3 kuni 5 tundi. Serveeri külmalt.

Nautige!

oasalat

Koostisained

1 purk ube, pestud ja nõrutatud

1 purk garbanzo ube või garbanzo ube, pestud ja nõrutatud

1 purk rohelisi ube

1 purk ube, nõrutatud

¼ tassi julieneeritud rohelist pipart

8 rohelist sibulat, viilutatud

½ tassi siidri äädikat

¼ tassi rapsiõli

¾ tassi suhkrut

½ teelusikatäit soola

meetod

Kombineerige oad suures kausis. Lisage ubadele roheline paprika ja sibul.

Vahusta kaanega purgis siidriäädikas, suhkur, õli ja sool ühtlaseks kastmeks.

Laske suhkrul kastmes täielikult lahustuda. Nirista oasegule ja sega korralikult läbi. Kata segu kaanega ja hoia üleöö külmkapis.

Nautige!

Peedi salat küüslauguga

Koostisained

6 peeti, keedetud, kooritud ja viilutatud

3 supilusikatäit oliiviõli

2 spl. punase veini äädikas

2 küüslauguküünt

Soola maitse järgi

Viilutatud roheline sibul, vähe kaunistamiseks

meetod

Kombineerige kõik koostisosad kausis ja segage hästi. Serveeri kohe.

Nautige!

Marineeritud mais

Koostisained

1 tass külmutatud maisi

2 rohelist sibulat, õhukeselt viilutatud

1 supilusikatäis. hakitud roheline paprika

1 salatileht, valikuline

¼ tassi majoneesi

2 spl. Sidrunimahl

¾ tl jahvatatud sinepit

¼ teelusikatäit suhkrut

1-2 näputäis värskelt jahvatatud pipart

meetod

Sega suures kausis majonees sidrunimahla, kuiva sinepi ja suhkruga.

Vahusta korralikult ühtlaseks. Lisage majoneesile mais, roheline pipar, sibul.

Maitsesta segu soola ja pipraga. Kata kaanega ja jahuta külmkapis üleöö või

vähemalt 4-5 tundi. Enne serveerimist vooderda taldrik lehtsalatiga ja tõsta

peale salat.

Nautige!

hernesalat

Koostisained

8 viilu peekonit

1 pakk külmutatud herneid, sulatatud ja nõrutatud

½ tassi hakitud sellerit

½ tassi hakitud rohelist sibulat

2/3 tassi hapukoort

1 tass hakitud india pähkleid

soola ja pipart maitse järgi

meetod

Asetage peekon suurele pannile ja küpsetage keskmisel kuni keskmisel kuumusel, kuni mõlemad pooled on pruunid. Nõruta üleliigne õli paberrätikuga ja murenda peekon. Pange see kõrvale. Segage keskmises kausis seller, hapuherned, murulauk ja hapukoor. Sega kerge käega korralikult läbi. Vahetult enne serveerimist lisa salatile india pähklid ja peekon. Serveeri kohe.

Nautige!

naerisalat

Koostisained

¼ tassi magusat punast paprikat, tükeldatud

4 tassi kooritud ja riivitud kaalikat

¼ tassi rohelist sibulat

¼ tassi majoneesi

1 supilusikatäis. Äädikas

2 spl. Suhkur

¼ teelusikatäit pipart

¼ teelusikatäit soola

meetod

Võtke kauss. Segage punane paprika, sibul ja segage. Kastme valmistamiseks võtke teine kauss. Sega majonees, äädikas, suhkur, sool ja pipar ning klopi korralikult läbi. Vala segu köögiviljadele ja sega korralikult läbi. Võta kaalikas kaussi, lisa see segu kaalikale ja sega korralikult läbi. Tõsta köögiviljad üleöö või mitmeks tunniks külmkappi. Rohkem marinaadi lisab rohkem maitset. Serveeri külmalt.

Nautige!

Õuna ja avokaado salat

Koostisained

1 pakk beebirohelisi lehti

¼ tassi hakitud punast sibulat

½ tassi hakitud kreeka pähkleid

1/3 tassi murendatud sinihallitusjuustu

2 tl riivitud sidrunit

1 õun, kooritud, puhastatud südamikust ja viilutatud

1 avokaado, kooritud, kivideta ja kuubikuteks lõigatud

4 mandariini, mahl

½ sidrunit, pressitud

1 hakitud küüslauguküüs

2 spl. oliiviõli soola maitse järgi

meetod

Sega kausis rohelised, kreeka pähklid, punane sibul, sinihallitusjuust ja sidrunikoor. Sega segu korralikult läbi. Vahusta tugevalt mandariinimahl, sidrunikoor, sidrunimahl, hakitud küüslauk, oliiviõli. Maitsesta segu soolaga. Vala salatile ja sega läbi. Lisa kaussi õun ja avokaado ning sega vahetult enne salati serveerimist.

Nautige!

Mais, oad, sibula salat

Koostisained

1 purk terve maisi tuuma, pestud ja nõrutatud

1 purk beebiherneid, pestud ja nõrutatud

1 purk rohelisi ube, nõrutatud

1 purk paprikat, nõrutatud

1 tass sellerit peeneks hakitud

1 peeneks hakitud sibul

1 peeneks hakitud roheline paprika

1 tass suhkrut

½ tassi siidri äädikat

½ tassi rapsiõli

1 tl Sool

½ tl pipart

meetod

Võtke suur salatikauss ja ühendage sibul, roheline paprika ja seller. Pange see kõrvale. Valage kastrulisse äädikas, õli, suhkur, sool ja pipar ning laske keema tõusta. Eemaldage tulelt ja laske segul jahtuda. Nirista köögiviljad ja viska ühtlaseks kattumiseks korralikult läbi. Hoia mitu tundi või üleöö külmkapis. Serveeritakse külmalt.

Nautige!

Itaalia köögiviljasalat

Koostisained

1 purk artišokisüdamed, nõrutatud ja neljaks lõigatud

5 tassi rooma salatit, loputatud, kuivatatud ja tükeldatud

1 punane paprika ribadeks lõigatud

1 porgand 1 punane sibul õhukesteks viiludeks

¼ tassi musti oliive

¼ tassi rohelisi oliive

½ kurk

2 spl. riivitud romano juust

1 tl hakitud värsket tüümiani

½ tassi rapsiõli

1/3 tassi estragoni äädikat

1 supilusikatäis. Valge suhkur

½ tl kuiva sinepit

2 hakitud küüslauguküünt

meetod

Võtke keskmise suurusega mahuti tihedalt suletava kaanega. Valage rapsiõli, äädikas, kuiv sinep, suhkur, tüümian ja küüslauk. Kata kauss ja raputa tugevalt ühtlaseks seguks. Tõsta segu kaussi ja aseta sinna artišokisüdamed. Pane külmkappi ja lase üleöö marineerida. Võtke suur kauss ja segage salat, porgand, punane paprika, punane sibul, oliiv, kurk ja juust. Sega õrnalt. Lisa maitsestamiseks soola ja pipart. Sega see artišokkidega. Lase neli tundi marineerida. Serveeri külmalt.

Nautige!

Mereandide pasta salat

Koostisained

1 pakk kolmevärvilist pastat

3 varssellerit

1 nael imiteeritud krabiliha

1 tass külmutatud herneid

1 tass majoneesi

½ spl. Valge suhkur

2 spl. Valge äädikas

3 spl piima

1 tl soola

¼ tl musta pipart

meetod

Aja suur pott soolaga maitsestatud vett keema, lisa pasta ja keeda 10 minutit. Kui pasta keeb, lisa herned ja krabiliha. Sega suures kausis teised mainitud ained omavahel ja tõsta mõneks ajaks kõrvale. Sega omavahel herned, krabiliha ja pasta. Serveeri kohe.

Nautige!

Grillitud köögiviljasalat

Koostisained

1 kilo hakitud värsket sparglit

2 suvikõrvitsat, pikuti pooleks lõigatud ja otsad kärbitud

2 kollast kõrvitsat

1 suur punane sibul viiludeks

2 punast paprikat, poolitatud ja seemnetest puhastatud

½ tassi ekstra neitsioliiviõli

¼ tassi punase veini äädikat

1 supilusikatäis. dijoni sinep

1 hakitud küüslauguküüs

Sool ja jahvatatud must pipar maitse järgi

meetod

Kuumuta ja grilli köögivilju 15 minutit, seejärel eemalda köögiviljad grillilt ja lõika väikesteks tükkideks. Lisa teised ained ja sega salat nii, et kõik maitseained seguneksid hästi. Serveeri kohe.

Nautige!

Maitsev suvine maisisalat

Koostisained

6 maisikõrvad, kooritud ja täielikult puhastatud

3 suurt tükeldatud tomatit

1 suur sibul hakitud

¼ tassi hakitud värsket basiilikut

¼ tassi oliiviõli

2 spl. Valge äädikas

Sool ja pipar

meetod

Võtke suur pott, valage vesi ja sool ning laske keema tõusta. Keeda mais selles keevas vees ja lisa seejärel kõik loetletud koostisosad. Sega segu korralikult läbi ja pane külmkappi. Serveeri külmalt.

Nautige!!

Karamell-krõbe hernesalat

Koostisained

8 viilu peekonit

1 pakk külmutatud kuivatatud herneid

½ tassi hakitud sellerit

½ tassi hakitud rohelist sibulat

2/3 tassi hapukoort

1 tass hakitud india pähkleid

Sool ja pipar oma maitse järgi

meetod

Küpseta peekonit pannil keskmisel kuumusel pruuniks. Sega kausis teised koostisosad, välja arvatud india pähklid. Lõpuks lisa segule peekon ja india pähklid. Sega korralikult läbi ja serveeri kohe.

Nautige!

Maagiline musta oa salat

Koostisained

1 purk musti ube loputada ja nõrutada

2 kuiva maisituuma purki

8 hakitud rohelist sibulat

2 jalapeno paprikat, tükeldatud ja seemnetest puhastatud

1 hakitud roheline paprika

1 avokaado kooritud, kivideta ja kuubikuteks lõigatud.

1 purk paprikat

3 tomatit, seemnetest puhastatud ja tükeldatud

1 tass hakitud värsket koriandrit

1 laimi mahl

½ tassi Itaalia salatikastet

½ tl küüslaugu soola

meetod

Võtke suur kauss ja pange sinna kõik koostisosad. Sega hästi, et need hästi seguneksid. Serveeri kohe.

Nautige!

maitsev kreeka salat

Koostisained

3 suurt küpset tomatit tükeldatud

2 kurki kooritud ja tükeldatud

1 väike punane sibul hakitud

¼ tassi oliiviõli

4 tl sidrunimahla

½ tl kuivatatud oreganot

Sool ja pipar maitse järgi

1 tass murendatud fetajuustu

6 Kreeka musta oliivi, kivideta ja viilutatud

meetod

Võtke keskmine kauss ja segage tomatid, kurk ja sibul väga hästi ning jätke segu viieks minutiks seisma. Puista segule õli, sidrunimahl, pune, sool, pipar, fetajuust ja oliivid. Sega läbi ja serveeri kohe.

Nautige!!

Hämmastav Tai kurgi salat

Koostisained

3 suurt kurki, kooritud, lõigatud ¼-tollisteks viiludeks ja seemned eemaldatud

1 supilusikatäis. soola

½ tassi valget suhkrut

½ tassi riisiveini äädikat

2 jalapeno paprikat, tükeldatud

¼ tassi hakitud koriandrit

½ tassi hakitud maapähkleid

meetod

Kombineerige kõik koostisosad suures segamisnõus ja segage hästi.

Maitsesta maitse järgi ja serveeri külmalt.

Nautige!

Kõrge valgusisaldusega tomati-basiiliku salat

Koostisained

4 suurt küpset tomatit, viilutatud

1 nael viilutatud värsket mozzarella juustu

1/3 tassi värsket basiilikut

3 spl ekstra neitsioliiviõli

peen meresool

värskelt jahvatatud musta pipart

meetod

Tõsta taldrikule vaheldumisi ja kattuvad tomati- ja mozzarellaviilud.

Viimasena lisa veidi oliiviõli, peensoola ja pipart. Serveeri värskelt, basiilikulehtedega.

Nautige!

Kiire kurgi ja avokaado salat

Koostisained

2 keskmist kurki, kuubikuteks

2 avokaadot kuubikutena

4 supilusikatäit hakitud värsket koriandrit

1 hakitud küüslauguküüs

2 spl. hakitud roheline sibul

¼ teelusikatäit soola

Must pipar

¼ suurt sidrunit

1 laim

meetod

Võtke kurgid, avokaado ja koriander ning segage need hästi. Viimasena lisa pipar, sidrun, laim, sibul ja küüslauk. viska hästi Serveeri kohe.

Nautige!

Suussulav Tomato Orzo salat fetaga

Koostisained

1 tass keetmata orzo pasta

¼ tassi kivideta rohelisi oliive

1 tass tükeldatud fetajuustu

3 supilusikatäit hakitud värsket Presleyt

1 küps tomat tükeldatud

¼ tassi neitsioliiviõli

¼ tassi sidrunimahla

Sool ja pipar

meetod

Küpseta orzo vastavalt tootja juhistele. Võtke kauss ja segage orzo, oliivid, petersell, till ja tomat väga hästi läbi. Viimasena pane sool, pipar ja kõige peale fetajuust. Serveeri kohe.

Nautige!

Inglise kurgi ja tomati salat

Koostisained

8 roma või ploomtomatit

1 inglise kurk, kooritud ja kuubikuteks lõigatud

1 tass jicamat, kooritud ja peeneks hakitud

1 väike kollane paprika

½ tassi punast sibulat, tükeldatud

3 supilusikatäit sidrunimahla

3 spl ekstra neitsioliiviõli

1 supilusikatäis. kuivatatud petersell

1-2 näputäis pipart

meetod

Kombineerige kausis tomatid, paprika, kurk, jicama ja punane sibul. Sega hästi. Vala peale oliiviõli, sidrunimahl ja kata segu. Puista peale petersell ja sega. Maitsesta see soola ja pipraga. Serveeri kohe või külmalt.

Nautige!

Vanaema baklažaani salat

Koostisained

1 baklažaan

4 tomatit, tükeldatud

3 muna, kõvaks keedetud, kuubikuteks lõigatud

1 peeneks hakitud sibul

½ tassi prantsuse salatikastet

½ tl pipart

Sool, maitsestamiseks, valikuline

meetod

Pese baklažaan ja lõika pikuti pooleks. Võtke ahjuvorm ja määrige see oliiviõliga. Aseta baklažaanid, lõikepool all, võiga määritud ahjuvormi. Küpseta 30–40 minutit temperatuuril 350 kraadi F. Võtke see välja ja laske jahtuda. Koori baklažaan. Lõika need väikesteks kuubikuteks. Võtke suur kauss ja asetage baklažaan sinna. Lisa sibul, tomatid, munad, kaste, pipar ja sool. Sega hästi. Pane vähemalt 1 tund külmikusse sügavkülma ja serveeri.

Nautige!

Porgandi, peekoni ja brokkoli salat

Koostisained

2 pead hakitud värsket brokolit

1/2 naela peekonit

1 hunnik rohelist sibulat, hakitud

½ tassi hakitud porgandit

½ tassi rosinaid, valikuline

1 tass majoneesi

½ tassi destilleeritud valget äädikat

1-2 näputäis pipart

Soola maitse järgi

meetod

Küpseta peekonit suurel sügaval pannil keskmisel kõrgel kuumusel, kuni see on pruunistunud. Nõruta ja murenda. Kombineerige suures kausis brokoli, roheline sibul, porgand ja peekon. Lisa soola ja pipart. Sega korralikult läbi.

Võtke väike anum või kauss ja pange sinna majonees ja äädikas ning vahustage. Tõsta kaste köögiviljasegule. Kata köögiviljad heleda karvkattega.

Tõsta vähemalt 1 tunniks külmkappi ja serveeri.

Nautige!

Kurgi ja tomati salat hapukoorega

Koostisained

3-4 kurki, kooritud ja viilutatud

2 salatilehte, kaunistamiseks, valikuline

5-7 viilu tomatit,

1 sibul, peeneks rõngasteks lõigatud

1 supilusikatäis. hakitud murulauk

½ tassi hapukoort

2 spl. Valge äädikas

½ tl tilli seemet

¼ teelusikatäit pipart

näputäis suhkrut

1 tl Sool

meetod

Pane kurgiviilud kaussi ja puista üle soolaga. Lase 3-4 tundi külmkapis marineerida. Võtke kurk välja ja peske. Nõruta kogu vedelik ja tõsta suurde salatikaussi. Lisa sibul ja varu. Võtke väike kauss ja segage äädikas, hapukoor, murulauk, tilliseemned, pipar ja suhkur. Vahusta segu ja vala kurgisegule. Sega õrnalt. Korralda taldrik hästi salati ja tomatiga. Serveeri kohe.

Nautige!

Tomatimaitseline Tortellini salat

Koostisained

1 kilo vikerkaare tortellini pasta

3 pooleks lõigatud ploomtomatit

3 untsi kõva salaami, kuubikuteks

2/3 tassi viilutatud sellerit

¼ tassi viilutatud musti oliive

½ tassi punast paprikat

1 supilusikatäis. Punane sibul, tükeldatud

1 supilusikatäis. Tomatipasta

1 hakitud küüslauguküüs

3 spl punase veini äädikat

3 spl palsamiäädikat

2 tl Dijoni sinepit

1 tl mett

1/3 tassi oliiviõli

1/3 tassi taimeõli

¾ tassi hakitud provolone juustu

¼ tassi hakitud värsket peterselli

1 tl hakitud värsket rosmariini

1 supilusikatäis. Sidrunimahl

Pipar ja sool maitse järgi

meetod

Keeda pasta vastavalt pakendi juhistele. Vala peale külm vesi ja nõruta. Pange see kõrvale. Grilli broileri abil tomateid, kuni nahk on osaliselt mustaks tõmbunud. Nüüd töötle tomat blenderis. Lisa tomatipasta, äädikad, küüslauk, mesi ja sinep ning sega uuesti läbi. Lisa vähehaaval oliiviõli ja taimeõli ning sega ühtlaseks massiks. Lisa soola ja pipart. Kombineerige pasta kausis kõigi köögiviljade, ürtide, salaami ja sidrunimahlaga. Vala peale kaste ja sega korralikult läbi. Osaleda.

Nautige!

Brokkoli ja peekon majoneesikastmega

Koostisained

1 hunnik brokkolit, lõigatud õisikuteks

½ väikest punast sibulat, peeneks hakitud

1 tass riivitud mozzarella juustu

8 peekoniriba, keedetud ja murendatud

½ tassi majoneesi

1 supilusikatäis. Valge veini äädikas

¼ tassi) suhkur

meetod

Pane brokkoli, keedetud peekon, sibul ja juust suurde salatikaussi. Segage kerge käega. Katke see ja asetage see kõrvale. Sega väikeses kausis majonees, äädikas ja suhkur. Vahusta pidevalt, kuni suhkur sulab ja moodustab ühtlase segu. Vala kaste brokolisegule ja kata ühtlaselt. Serveeri kohe.

Nautige!

Kanasalat kurgikreemiga

Koostisained

2 purki mahlast nõrutatud kanatükke

1 tass seemneteta rohelisi viinamarju, poolitatud

½ tassi hakitud kreeka pähkleid või mandleid

½ tassi hakitud sellerit

1 purk mandariine, nõrutatud

¾ tassi kreemjat kurgi salatikastet

meetod

Võtke suur sügav salatikauss. Pange kana, seller, viinamarjad, apelsinid ja kreeka pähklid või mandlid üle oma valikul. Sega õrnalt. Lisa kurgi salatikaste. Kata kana- ja köögiviljasegu ühtlaselt kreemja kastmega. Serveeri kohe.

Nautige!

Köögiviljad mädarõikakastmega

Koostisained

¾ tassi lillkapsa õisikuid

¼ tassi kurki

¼ tassi seemnetega tomatit, tükeldatud

2 spl. viilutatud redised

1 supilusikatäis. Viilutatud roheline sibul

2 spl. kuubikuteks lõigatud seller

¼ tassi kuubikuteks lõigatud Ameerika juustu

Riietuse jaoks:

2 spl. majonees

1-2 supilusikatäit Suhkur

1 supilusikatäis. valmistatud mädarõigas

1/8 tl pipart

¼ teelusikatäit soola

meetod

Kombineeri lillkapsas, kurk, tomat, seller, redis, roheline sibul ja juust suures kausis. Pange see kõrvale. Võtke väike kauss. Segage majoneesi, suhkrut ja mädarõigast, kuni suhkur sulab ja moodustab ühtlase segu. Vala kaste köögiviljadele ja sega korralikult läbi. Tõsta 1-2 tunniks külmkappi. Serveeri külmalt.

Nautige!

Magusa herne ja pasta salat

Koostisained

1 tass makarone

2 tassi külmutatud herneid

3 muna

3 rohelist sibulat, hakitud

2 sellerivart, tükeldatud

¼ tassi Ranch salatikastet

1 tl valget suhkrut

2 tl valge veini äädikat

2 magusat kornišonit

1 tass hakitud Cheddari juustu

¼ värskelt jahvatatud musta pipart

meetod

Keeda pasta keevas vees. Lisa näpuotsaga soola. Kui valmis, loputa külma veega ja nõruta. Võtke kastrul ja täitke see külma veega. Lisa munad ja lase keema tõusta. Eemaldage kuumusest ja katke. Lase munadel 10-15 minutit soojas vees seista. Võtke munad soojast veest välja ja laske neil jahtuda. Koori nahk ja tükelda. Võtke väike kauss ja segage salatikaste, äädikas ja suhkur. Klopi korralikult läbi ning maitsesta soola ja värskelt jahvatatud musta pipraga. Kombineeri pasta, munad, köögiviljad ja juust. Vala peale kaste ja sega läbi. Serveeri külmalt.

Nautige!

värvilise pipra salat

Koostisained

1 roheline paprika lõigatud julienniks

1 magus kollane paprika, julieneeritud

1 magus punane paprika, julieneeritud

1 lilla paprika, julieneeritud

1 punane sibul, julieneeritud

1/3 tassi äädikat

¼ tassi rapsiõli

1 supilusikatäis. Suhkur

1 supilusikatäis. hakitud värsket basiilikut

¼ teelusikatäit soola

näputäis pipart

meetod

Võtke suur kauss ja ühendage kõik paprikad ja segage hästi. Lisage sibul ja segage uuesti. Võtke teine kauss ja ühendage ülejäänud koostisosad ning vahustage segu tugevalt. Nirista kaste paprika ja sibula segule. Köögiviljade katmiseks segage hästi. Kata segu kaanega ja pane ööseks külmkappi. Serveeri külmalt.

Nautige!

Kanasalat, kuivatatud tomat ja piiniapähklid juustuga

Koostisained

1 päts Itaalia leiba, kuubikutena

8 grillkana riba

½ tassi seedermänni pähkleid

1 tass päikesekuivatatud tomateid

4 rohelist sibulat lõigatud 1/2-tollisteks tükkideks

2 pakki segasalatilehti

3 spl ekstra neitsioliiviõli

½ teelusikatäit soola

½ tl värskelt jahvatatud musta pipart

1 tl küüslaugupulbrit

8 untsi fetajuustu, purustatud

1 tass balsamico vinegretti

meetod

Sega Itaalia leib ja oliiviõli. Maitsesta soola, küüslaugupulbri ja soolaga.

Asetage segu ühe kihina määritud 9x13-tollisse ahjuvormi. Aseta eelsoojendatud broilerile ja grilli, kuni see on pruunistunud ja röstitud.

Võtke see välja ja laske jahtuda. Tõsta küpsetusplaadile piiniaseemned ja aseta need röstimisahju alumisele restile ning rösti ettevaatlikult. Vala väikesesse kaussi kuuma vett ja leota päikesekuivatatud tomatid pehmeks. Lõika tomatid viiludeks. Salati kausis segage kõik rohelised köögiviljad; lisa tomatid, piiniapähklid, krutoonid, grillkana, vinegrett ja juust. Sega hästi. Osaleda.

Nautige!

Tomati ja mozzarella salat

Koostisained

¼ tassi punase veini äädikat

1 hakitud küüslauguküüs

2/3 tassi oliiviõli

1 pint pooleks lõigatud kirsstomatit

1 ½ tassi kuubikuteks lõigatud osaliselt kooritud mozzarella juustu

¼ tassi hakitud sibulat

3 spl hakitud värsket basiilikut

pipar maitse järgi

½ teelusikatäit soola

meetod

Võtke väikese suurusega kauss. Lisa äädikas, hakitud küüslauk, sool ja pipar ning sega, kuni sool lahustub. Lisa õli ja klopi segu ühtlaseks. Lisa suurde kaussi tomatid, juust, sibul, basiilik ja sega kerge käega läbi. Lisa kaste ja sega korralikult läbi. Kata anum kaanega ja pane 1–2 tunniks külmkappi. Sega aeg-ajalt. Serveeri külmalt.

Nautige!

Vürtsikas suvikõrvitsasalat

Koostisained

1 ½ spl. seesamiseemned

¼ tassi kana puljongit

3 supilusikatäit misopastat

2 spl. Sojakaste

1 supilusikatäis. Riisi äädikas

1 supilusikatäis. laimi mahl

½ tl Tai tšillikastet

2 tl pruuni suhkrut

½ tassi hakitud rohelist sibulat

¼ tassi hakitud koriandrit

6 julieneeritud suvikõrvitsat

2 lehte Nori lõigata õhukesteks viiludeks

2 spl. hõbedased mandlid

meetod

Pange seesamiseemned pannile ja asetage keskmisele kuumusele. Küpseta 5 minutit. Segage pidevalt. Kergelt röstitud. Sega kausis kanapuljong, sojakaste, misopasta, riisiäädikas, laimimahl, pruun suhkur, tšillikaste, roheline sibul ja koriander ning vispelda. Tõsta suurde salatikaussi suvikõrvits ja kaste ühtlaselt katteks. Pealt suvikõrvits röstitud seesamiseemnete, mandlite ja noriga. Serveeri kohe.

Nautige!

Tomati ja spargli salat

Koostisained

1 nael värsket sparglit, lõigatud 1-tollisteks tükkideks

4 tomatit, lõigatud viiludeks

3 tassi viilutatud värskeid seeni

1 roheline paprika lõigatud julienniks

¼ tassi taimeõli

2 spl. siidri äädikas

1 hakitud küüslauguküüs

1 tl kuivatatud estragoni

¼ tl kuuma kastet

¾ teelusikatäit soola

¼ teelusikatäit pipart

meetod

Valage pannile väike kogus vett ja keetke spargel krõbedaks, umbes 4-5 minutit. Nõruta ja tõsta kõrvale. Sega suures salatikausis seened tomatite ja rohelise paprikaga. Kombineerige teised ülejäänud koostisosad teises kausis. Sega köögiviljasegu kastmega. Sega korralikult läbi ja kata kaanega ning hoia 2–3 tundi külmkapis. Osaleda.

Nautige!

Kurgi, sibula ja tomati salat

Koostisained

2 kurki, pikuti poolitatud, seemnetest puhastatud ja viilutatud

2/3 tassi jämedalt hakitud punast sibulat

3 tomatit, seemnetest puhastatud ja jämedalt tükeldatud

½ tassi hakitud värskeid piparmündi lehti

1/3 tassi punase veini äädikat

1 supilusikatäis. kalorivaba granuleeritud magusaine

1 tl Sool

3 supilusikatäit oliiviõli

näputäis pipart

Soola maitse järgi

meetod

Kombineerige suures kausis kurgid, granuleeritud magusaine, äädikas ja sool. Lase leotada. See tuleks jätta toatemperatuurile vähemalt 1 tunniks marinaadiks. Aeg-ajalt segage segu. Lisa tomatid, sibul ja hakitud värske piparmünt. Sega hästi. Lisa kurgisegule õli. Sega ühtlaseks katmiseks. Lisa maitse järgi soola ja pipart. Serveeri külmalt.

Nautige!

adas salatas

(türgi läätsesalat)

Koostis:

2 tassi läätsi, puhas

4 tassi vett

¼ tassi oliiviõli

1 viilutatud sibul

2-3 küüslauguküünt, viilutatud

2 tl jahvatatud köömneid

1-2 sidrunit, ainult mahl

1 hunnik peterselli, viilutatud

Soola ja paranda maitse järgi

2 viiludeks lõigatud tomatit (valikuline)

2 muna, kõvaks keedetud ja viiludeks lõigatud (valikuline)

Mustad oliivid, valikuline

¼ tassi feta piimatooteid, valikuline, purustatud või viilutatud

meetod

Lisa oad ja vesi suurde potti ning kuumuta keskmisel-kõrgel kuumusel keema. Vähendage kuumust, kinnitage ja küpseta, kuni see on valmis. Ärge üle küpsetage. Nõruta ja pese külma veega. Kuumuta oliiviõli pannil keskmisel kuumusel. Lisa punane sibul ja prae läbipaistvaks. Lisa küüslauguküüned ja köömned ning prae veel 1-2 minutit. Asetage oad suurele taldrikule ja lisage punane sibul, tomatid ja munad. Lisa sidrunimahl, petersell, tuum ja sool. Serveeri värskelt juustuga.

Nautige!

ajvar

Koostis:

3 keskmist baklažaani, lõigatud pikuti pooleks

6-8 punast paprikat

½ tassi oliiviõli

3 spl äädikat või värskelt laaditud puhast apelsinimahla

2-3 küüslauguküünt, viilutatud

Soola ja paranda maitse järgi

meetod

Kuumuta ahi 475 kraadini F. Asetage baklažaan lõigatud küljega allapoole hoolikalt määritud küpsetusplaadile ja küpseta, kuni vormid on mustaks muutunud ja baklažaan on hangunud, umbes 20 minutit. Tõsta suurele taldrikule ja kaanega mõneks minutiks aurutada. Asetage paprikad küpsetusplaadile ja küpsetage ahjus ümberpööramisel, kuni nahk on tumenenud ja paprikad pehmed, veel umbes 20 minutit. Tõsta teisele taldrikule ja kata paar minutit aurutades. Pärast puhastatud köögiviljade jahtumist eemaldage baklažaanist viljaliha suurel taldrikul või blenderis, eemaldades ülejäänud osad. Tükelda paprika ja lisa baklažaanile. Püreesta baklažaan ja paprika kartulipudruriga ühtlaseks, kuid siiski pisut rammusaks massiks. Kui kasutad mikserit, klopi segu hoopis soovitud struktuurini.

Nautige!

bakdoonsiyyeh

Koostis:

2 kimp Itaalia peterselli, viilutatud

¾ tassi tahini

¼ tassi sidrunimahla

Soola maitse järgi

Vesi

meetod

Vahusta tahini, värskelt laaditud puhas apelsinimahl ja sool kausis ühtlaseks massiks. Lisa supilusikatäis. või kaks vett vastavalt vajadusele paksu kastme valmistamiseks. Maitsesta maitse järgi. Lisa viilutatud petersell ja sega. Serveeri kohe.

Nautige!

Põhjus täidetud

Koostis:

2 naela kollast sellerit, Yukoni kulda

½ tassi õli

¼ tassi puhast, laetud apelsini- või laimimahla

2-3 kollast tšillit, valikuline

Soola ja paranda maitse järgi

2 tassi täidist

2-3 kõvaks keedetud muna, viilutatud

6-8 kivideta musta oliivi

Meetod:

Aseta seller suurde soolaga maitsestatud vette potti. Kuumuta keemiseni ja küpseta seller pehmeks ja valmis. Seisa kõrvale. Pane seller rammusamaks püreeks või püreesta kartulimaskiga ühtlaseks massiks. Sega kokku õli, võimendus (kui kasutad), kaltsiummineraal või värskelt laaditud puhas apelsinimahl ja maitse järgi soola. Vooderda lasanjeroog. Jaota 50% sellerist taldriku põhja ja silu ühtlaseks. Jaotage oma eelistatud täidis samamoodi sellerile. Jaota ülejäänud seller sarnaselt täidisele. Asetage pakkumisvaagen näoga allapoole kausavaagna peale. Pöörake plaat ja plaat mõlema käega ümber, lastes põhjustel plaadile kukkuda. Kaunista põhjus dekoratiivselt kõvaks keedetud muna ja oliividega ning soovi korral maitseainetega.

Nautige!

Päevitamine

Koostis:

½ pea kapsast

1 porgand, kooritud ja riivitud

1 tass oad

4 tassi keeva veega

3 viilutatud murulauku

½ tassi valget õunasiidri äädikat

½ tassi vett

1 jalapeño või serrano tšiili booster

½ teelusikatäit soola

meetod

Aseta köögiviljad ja oad suurele kuumakindlale taldrikule. Lisa kaussi keev vesi, et see kataks köögiviljad ja oad, ning lase seista umbes 5 minutit. Nõruta kurnis, väljutades võimalikult palju vedelikku. Tõsta köögiviljad ja oad taldrikule tagasi ning sega ülejäänud esemetega. Lase paariks tunniks külmikus seista. Serveeri külmalt.

Nautige!

gado gado

Koostisained

1 tass keedetud rohelisi ube

2 porgandit, kooritud ja viilutatud

1 tass rohelisi ube, lõigatud 2-tollisteks mõõtudeks, aurutatud

2 kartulit, kooritud, keedetud ja viilutatud

2 tassi rooma salatit

1 Kurk, kooritud, lõigatud rõngasteks

2-3 tomatit, viiludeks lõigatud

2-3 kõvaks keedetud muna, viiludeks lõigatud

10-12 Krupuk, krevettide kreekerid

Maapähklikaste

meetod

Kombineerige kõik koostisosad, välja arvatud rooma salat, ja segage hästi.

Serveeri salat rooma salati peenral.

Nautige!

Hobak Namul

Koostisained

3 purustatud hobaki või suvikõrvitsat, lõigatud pooleks

2-3 küüslauguküünt, hakitud

1 tl Suhkur

soola

3 spl sojamarinaadi

2 spl. röstitud seesamiõli

meetod

Pane pott aurava veega keskmisele-kõrgele tulele. Lisa tükeldatud ja küpseta umbes 1 minut. Nõruta ja pese külma veega. Nõruta uuesti. Segage kõik koostisosad ja segage hästi. Serveeri kuumalt koos Jaapani külgmiste valiku ja põhitoiduga.

Nautige!

Horiatiki Salata

Koostisained

3-4 tomatit, seemnetest puhastatud ja tükeldatud

1 kurk, kooritud, seemnetest puhastatud ja tükeldatud

1 viilutatud punane sibul

½ tassi Kalamata oliive

½ tassi fetajuustu, tükeldatud või purustatud

½ tassi oliiviõli

¼ tassi õunasiidri äädikat

1-2 küüslauguküünt, hakitud

1 tl pune

Soola ja maitsesta maitse järgi

meetod

Segage värsked rohelised, oliivid ja piimatooted suures mittereaktiivses kausis. Teises roas sega oliiviõli, õunaäädikas, küüslauguküüned, pune, maitsesta ja lisa soola. Vala kaste koos värskete köögiviljadega nõusse ja sega läbi. Lase pool tundi marineerida ja serveeri soojalt.

Nautige!

kartoffelsalat

(Saksa kartulisalat)

Koostisained

2 naela õunu

¾ tassi kuuma liha- või linnulihasuppi

1 hakitud sibul

1/3 tassi õli

¼ tassi äädikat

2 spl. Pruun või Dijoni sinep

1 supilusikatäis. Suhkur

Soola ja maitsesta maitse järgi

1-2 supilusikatäit murulauku või peterselli, hakitud, soovi korral

meetod

Asetage õunad suurde potti ja lisage nii palju vett, et need oleksid tolli või kahe tolli võrra kaetud. Pane keskmisele-kõrgele tulele ja kuumuta keemiseni. Alandage kuumust madalaks ja jätkake aurutamist, kuni õunad on lihtsalt hangunud ja nuga läheb kergesti läbi. Kurna ja lase jahtuda. Lõika õunad neljandikku. Kombineerige kõik koostisosad ja segage hästi.

Kohandage rooga maitse järgi ja serveerige parima maitse saavutamiseks kuumalt, 70 kraadi juures.

Nautige!

Kvashenaya Kapusta Provansal

Koostisained

2 naela hapukapsast

1 õun, südamikust puhastatud ja tükeldatud

1-2 porgandit, kooritud ja riivitud

4-6 murulauku, hakitud

1-2 supilusikatäit Suhkur

½ tassi oliiviõli

meetod

Lisa kõik koostisosad suurde kaussi ja sega korralikult läbi. Maitsesta maitse järgi ja serveeri külmalt.

Nautige!

Waldorfi kana salat

Koostis:

Sool ja pipar

4,6–8 untsi kana rinnad, kondita ja nahata, mitte üle 1 tolli laiad, rasked, kärbitud

½ tassi majoneesi

2 spl. sidrunimahl

1 tl Dijoni sinepit

½ tl jahvatatud apteegitilli seemneid

2 selleriribi, tükeldatud

1 šalottsibul hakitud

1 Granny Smith kooritakse, eemaldatakse südamik, poolitatakse ja lõigatakse ¼-tollisteks tükkideks

1/2 tassi hakitud kreeka pähkleid

1 supilusikatäis. viilutatud värske estragon

1 tl viilutatud värsket tüümiani

meetod

Lahustage 2 spl. soola 6 tassi külmas vees potis. Kastke linnuliha vette. Kuumuta pott leige vee kohal kuni 170 kraadini. Lülitage kuumus välja ja laske 15 minutit puhata. Tõsta linnud paberrätikutega vooderdatud taldrikule tagasi. Külmkapis, kuni linnud on jahtunud, umbes pool tundi. Lindude jahtumise ajal segage kokku majonees, sidrunimahl, sinep, jahvatatud apteegitill ja ¼ tl. suruge suurele taldrikule kokku. Patsuta linnud käsnadega kuivaks ja lõika ½-tollisteks tükkideks. Tõsta linnud majoneesiseguga taldrikule tagasi. Lisage kaer, šalottsibul, õunamahl, kreeka pähklid, estragon ja tüümian; sega segamiseks. Maitsesta boosteriga ja lisa maitse järgi soola. Osaleda.

Nautige!

Läätsesalat oliivide, suurepärane ja fetaga

Koostis:

1 tass ube, korjatud ja loputatud

Sool ja pipar

6 tassi vett

2 tassi madala naatriumisisaldusega linnulihapuljongit

5 küüslauguküünt, kergelt purustatud ja kooritud

1 loorberileht

5 spl ekstra neitsioliiviõli

3 spl valge veini äädikat

½ tassi paksult viilutatud Kalamata oliive

½ tassi suuri värskeid tulemusi, tükeldatud

1 suur šalottsibul hakitud

¼ tassi murendatud fetajuustu

meetod

Leotage oad 4 tassi kuumas vees 1 tl. soola selles. Nõruta hästi. Sega kastrulis oad, ülejäänud vesi, puljong, küüslauk, loorberilehed ja sool ning keeda, kuni oad pehmendavad. Nõruta ja visake küüslauk ja loorberilehed ära. Sega kausis ülejäänud koostisosadega ja sega korralikult läbi. Serveeri veidi fetajuustuga.

Nautige!

Tai grillitud veiseliha salat

Koostis:

1 tl paprikat

1 tl pimento maitseainet pipart

1 supilusikatäis. Valge riis

3 spl kaltsiumi mineraalmahla, 2 laimi

2 spl. Kalakaste

2 spl. vesi

½ tl suhkrut

1,1 ½ naela küljejahu, kärbitud

Suurenenud soolasisaldus ja valge, jäme jahvatamine

4 šalottsibulat, õhukeseks viilutatud

1 ½ tassi suuri värskeid, rebitud tulemusi

1 ½ tassi värskeid koriandri lehti

1 Tai tšilli varrega ja õhukesteks viiludeks

1 seemneteta inglise kurk, viilutatud 1/4 tolli lai ja raske

meetod

Grilli kõrvaltoite kõrgel kuumusel kuni keskmise küpsemiseni. Tõsta puhkamiseks kõrvale. Lõika väikesteks tükkideks. Segage kausis kõik koostisosad ja segage hästi, kuni need on ühendatud. Serveeri kohe.

Nautige!

Kõik Ameerika salatid

Koostisained

1 punane kapsas, tükeldatud

1 suur riivitud porgand

1 õun, südamikust puhastatud ja tükeldatud

Ühe laimi mahl vähemalt 50%.

25 valget seemneteta viinamarja, viilutatud

1/2 tassi hakitud kreeka pähkleid

3/4 tassi rosinaid, kuldsed rosinad näevad kõige paremad välja, kuid maitse jaoks eelistan tavalisi

1/2 valget sibulat hakitud

4 supilusikatäit majoneesi

meetod

Lisage kõik esemed loetletud järjekorras suurele taldrikule. Segage hoolikalt pärast sidrunimahla lisamist kogu sisule.

Nautige!

Kana-Satay salat Tervislikud sammid

Koostisained

1 ½ kehamassi linnuliha õhukesteks tükkideks erinevad toidud, karbonaadid

2 spl. taimeõli

Grilli planeerimine, soovitatav: McCormicki BBQ grill Mates Montreal Meal Maitseaine või toores naatrium ja pipar

3 ümardatud supilusikatäit. suur maapähklivõi

3 spl musta sojaoa vürtsi

1/4 tassi puuviljamahla

2 tl kuuma vürtse

1 sidrun

1/4 seemneteta kurki, lõigatud kangideks

1 tass väikesteks tükkideks lõigatud porgandit

2 tassi hakitud salatilehti

4 koorega rulli, keiserid või talkerid, jagatud

meetod

Kuumuta BBQ-grillpann või suur mittenakkuva pakike. Määrige linnuliha õliga ja plaanige grillida ja küpsetada 3 minutit mõlemalt küljelt kahes osas.

Asetage maapähklivõi mikrolaineahjukindlasse nõusse ja pehmendage mikrolaineahjus kõrgel temperatuuril umbes 20 sekundit. Sega maapähklivõi hulka soja, puuviljamahl, kuumad vürtsid ja sidrunimahl. Viska linnuliha satay vürtsidega. Sega värskelt lõigatud köögiviljad. Aseta 1/4 värsketest köögiviljadest võileivaleivale ja peale 1/4 Satay linnulihasegust. Kinnitage vööritopsid ja pakuge või pakkige need reisimiseks kokku.

Nautige!

Kleopatra kana salat

Koostisained

1 ½ kanarinda

2 spl. ekstra neitsioliiviõli

1/4 tl purustatud punaseid helbeid

4 küüslauguküünt, purustatud

1/2 tassi kuiva valget veini

1/2 apelsini, pressitud

Peotäis viilutatud lamedate lehtedega peterselli

jäme naatrium ja must pipar

meetod

Kuumutage pliidiplaadil suur mittenakkuv pakk. Lisa ekstra neitsioliiviõli ja kuumuta. Lisa purustatud koor, purustatud küüslauguküüned ja kana rinnad. Prae kanarinda igast küljest hästi pruuniks, umbes 5–6 minutit. Laske vedelikul küpseda ja roogadel veel umbes 3–4 minutit ning seejärel eemaldage pann tulelt. Suru lindudele värskelt pressitud sidrunimahl ning serveeri peterselli ja maitse järgi soolaga. Serveeri kohe.

Nautige!

Tai-Vietnami salat

Koostisained

3 ladina salatit tükeldatud

2 tassi värskete köögiviljade seemikuid, mis tahes sorti

1 tass väga täiuslikult viilutatud daikonit või punast redist

2 tassi herneid

8 kevadist sibulat, tükeldatud

½ seemnetega kurki, pikuti poolitatud

1 pint kollast või punast viinamarjatomatit

1 punane sibul, neljaks lõigatud ja väga täiuslikult viilutatud

1 valik suurepäraseid värskeid tulemusi, kärbitud

1 Valik värsket basiilikut, kärbitud

2 2 untsi pakki viilutatud kreeka pähkleid, leiti küpsetuskäigust

8 tükki mandli või aniisi röstsaia, lõigatud 1-tollisteks tükkideks

1/4 tassi tamari musta sojakastet

2 spl. taimeõli

4 kuni 8 õhukeseks lõigatud linnulihakotlet, olenevalt suurusest

Sool ja värskelt jahvatatud must pipar

1 nael mahi mahi

1 küps laim

meetod

Sega kõik koostisosad suures segamisnõus ja serveeri jahutatult.

Nautige!

Cobbi jõulusalat

Koostisained

Mittekleepuv toiduvalmistamispihus

2 spl. pähkli siirup

2 spl. pruun suhkur

2 spl. õunasiider

1 kilone singitoidu, täiesti valmis, suurteks kuubikuteks

½ naela kikilipsu tera, keedetud

3 supilusikatäit viilutatud hinnalisi kornišoneid

bibb salat

½ tassi viilutatud punast sibulat

1 tass kuubikuteks lõigatud gouda

3 supilusikatäit viilutatud värskeid peterselli lehti

Vinegrett, järgmine valem

Orgaanilised marineeritud oad:

1 nael herned, kitsenevad, lõigatud kolmandikuks

1 tl viilutatud küüslauku

1 tl punaseid turgutushelbeid

2 tl ekstra neitsioliiviõli

1 tl valget äädikat

Näputäis soola

Must pipar

meetod

Kuumuta pliit temperatuurini 350 kraadi F. Kandke küpsetusvormile mittenakkuva küpsetussprei. Klopi keskmises kausis kokku kreeka pähklisiirup, pruun glükoos ja õunasiider. Lisa sink ja sega korralikult läbi. Tõsta singisegu lusikaga ahjuvormi ja küpseta, kuni see on läbi kuumenenud ja sink värvub, umbes 20–25 minutit. Eemaldage ahjust ja asetage kõrvale.

Lisa vinegretiga taldrikule terad, kornišonid ja petersell ning viska katteks.

Täitke suur taldrik Bibbi salatiga ja lisage tera. Asetage punane sibul, gouda, marineeritud herned ja valmis sink ridadesse tera peale. Osaleda.

Nautige!

rohelise kartuli salat

Koostisained

7–8 kevadist sibulat, puhastatud, kuivatatud ja tükkideks lõigatud, rohelisteks ja valgeteks osadeks

1 väike valik murulauku, viilutatud

1 tl koššersoola

värskelt jahvatatud valge pipar

2 spl. vesi

8 spl ekstra neitsioliiviõli

2 bw bliss punast sellerit, pestud

3 loorberilehte

6 supilusikatäit musta äädikat

2 šalottsibulat, kooritud, pikuti neljaks lõigatud ja õhukesteks viiludeks

2 spl. mahe dijoni sinep

1 supilusikatäis. viilutatud kapparid

1 tl kappari vedelikku

1 väike hunnik estragoni, tükeldatud

meetod

Blenderis blenderda talisibul ja talisibul. Maitsesta maitse järgi soolaga. Lisa vesi ja sega läbi. Vala 5 spl. ekstra neitsioliiviõli läbi mikseri ülaosa aeglaselt ja segage ühtlaseks massiks. Aja seller vees potis keema ja alanda kuumust ning lase keema tõusta. Maitsesta vett vähese soolaga ja lisa loorberilehed. Hauta sellerit, kuni see on tera otsaga läbistatud, umbes 20 minutit pehmeks.

Selleri jaoks piisavalt suures tassis segage kokku must äädikas, šalottsibul, sinep, kapparid ja estragon. Lisa ülejäänud ekstra neitsioliiviõli. Nõruta seller ja visake loorberilehed ära.

Tõsta seller taldrikule ja purusta ettevaatlikult kahvli piidega. Maitsesta ettevaatlikult boosti ja naatriumiga ning sega korralikult läbi. Lõpeta murulaugu ja ekstra neitsioliiviõli seguga. Sega hästi. Hoia serveerimiseni 70 kraadi juures.

Nautige!

põletatud maisi salat

Koostisained

3 suhkrumaisi kõrva

1/2 tassi viilutatud sibulat

1/2 tassi viilutatud paprikat

1/2 tassi viilutatud tomateid

Soola maitse järgi

Salatikastme jaoks

2 spl. Oliivõli

2 spl. Sidrunimahl

2 tl tšillipulbrit

meetod

Maisikõrvu tuleks grillida keskmisel kuumusel, kuni need on kergelt söestunud. Pärast röstimist eemaldatakse maisikõrvadelt noa abil tuumad. Nüüd võta kauss ja sega terad, hakitud sibul, paprika ja tomatid soolaga ning tõsta kauss kõrvale. Nüüd valmista salatikaste, segades oliiviõli, sidrunimahla ja tšillipulbrit ning seejärel jahuta. Enne serveerimist vala kaste salatile, seejärel serveeri.

Nautige!

Coleslaw ja viinamarjasalat

Koostisained

2 kapsast, hakitud

2 tassi pooleks lõigatud rohelisi viinamarju

1/2 tassi peeneks hakitud koriandrit

2 hakitud rohelist tšillit

Oliiviõli

2 spl. Sidrunimahl

2 tl tuhksuhkrut

soola ja pipart maitse järgi

meetod

Salatikastme valmistamiseks võta kaussi oliiviõli, sidrunimahl suhkru ning soola ja pipraga ning sega korralikult läbi ja jahuta. Nüüd pane ülejäänud ained teise kaussi, sega korralikult läbi ja jäta reservi. Enne salati serveerimist lisa jahutatud salatikaste ja sega õrnalt läbi.

Nautige!

tsitruseliste salat

Koostisained

1 tass keedetud täisterapastat

1/2 tassi viilutatud paprikat

1/2 tassi porgandit, blanšeeritud ja tükeldatud

1 roheline sibul, riivitud

1/2 tassi apelsine, viiludeks lõigatud

1/2 tassi magusaid laimiviile

1 tass oa idandeid

1 tass madala rasvasisaldusega kohupiima

2-3 spl piparmündilehti

1 tl sinepipulbrit

2 spl. Tuhksuhkur

Soola maitse järgi

meetod

Kastme valmistamiseks lisa kaussi kohupiim, piparmündilehed, kuiv sinep, suhkur ja sool ning sega korralikult, kuni suhkur lahustub. Sega teises kausis ülejäänud ained ja jäta puhkama. Enne serveerimist lisa salatile kaste ja serveeri külmalt.

Nautige!

Puuvilja-salati salat

Koostisained

2-3 salatilehte, lõigatud tükkideks

1 tükeldatud papaia

½ tassi viinamarju

2 apelsini

½ tassi maasikaid

1 arbuus

2 spl. Sidrunimahl

1 supilusikatäis. Kallis

1 tl punaseid tšillihelbeid

meetod

Võtke sidrunimahl, mesi ja tšillihelbed kaussi ja segage hästi, seejärel pange kõrvale. Nüüd pane ülejäänud ained teise kaussi ja sega korralikult läbi. Enne serveerimist lisa salatile kaste ja serveeri kohe.

Nautige!

Õuna-salati salat

Koostisained

1/2 tassi melonipüreed

1 tl röstitud köömneid

1 tl koriandrit

soola ja pipart maitse järgi

2-3 salatit, lõigatud tükkideks

1 kapsas, tükeldatud

1 riivitud porgand

1 paprika, kuubikuteks lõigatud

2 spl. Sidrunimahl

½ tassi hakitud viinamarju

2 hakitud õuna

2 hakitud rohelist sibulat

meetod

Pane idud, salat, rebitud porgand ja paprika potti ning kata külma veega ning kuumuta keemiseni ja küpseta krõbedaks, selleks võib kuluda kuni 30 minutit. Nüüd nõruta need ja seo riidesse ning pane külmkappi. Nüüd võetakse õunad koos sidrunimahlaga kaussi ja pannakse külmkappi. Nüüd võta ülejäänud koostisosad kaussi ja sega korralikult läbi. Serveeri salat kohe.

Nautige!

Oa ja paprika salat

Koostisained

1 tass oad, keedetud

1 tass kikerherneid, leotatud ja keedetud

Oliiviõli

2 hakitud sibulat

1 tl hakitud koriandrit

1 pipar

2 spl. Sidrunimahl

1 tl tšillipulbrit

soola

meetod

Pipar tuleks kahvliga läbi torgata ja seejärel õliga üle pintseldada ning seejärel madalal kuumusel röstida. Nüüd kastke paprika külma vette ja seejärel eemaldage kõrbenud nahk ja seejärel viilutage. Kombineerige ülejäänud koostisosad paprikaga, seejärel segage hästi. Enne serveerimist laske sellel tund või rohkem jahtuda.

Nautige!!

Porgandi ja datli salat

Koostisained

1 ½ tassi riivitud porgandit

1 salat

2 spl. röstitud ja hakitud mandlid

Mesi sidruni kaste

meetod

Viige riivitud porgand külma veega potti ja jätke umbes 10 minutiks, seejärel kurnake. Nüüd kordub sama ka salatiga. Nüüd võta porgandid ja salat koos teiste koostisosadega kaussi välja ning pane enne serveerimist külmkappi. Serveeri salat, puistades peale röstitud ja hakitud mandleid.

Nautige!!

Kreemjas paprika salatikaste

Koostisained

2 tassi majoneesi

1/2 tassi piima

Vesi

2 spl. siidri äädikas

2 spl. Sidrunimahl

2 spl. Parmesan

soola

Natuke teravat piprakastet

Natuke Worcestershire'i kastet

meetod

Võtke suur kauss, koguge kõik koostisosad kokku ja segage need korralikult läbi, et ei tekiks tükke. Kui segu saavutab soovitud kreemja tekstuuri, vala see oma värske puu- ja köögiviljasalatisse ning seejärel on salat koos salatikastmega serveerimiseks valmis. See kreemjas ja vürtsikas piprakaste ei sobi hästi mitte ainult salatitele, vaid seda saab serveerida ka kanaliha, burgerite ja võileibadega.

Nautige!

havai salat

Koostisained

Apelsinikastme jaoks

Supilusikatäis maisijahu

Umbes tassitäis apelsinikõrvitsat

1/2 tassi apelsinimahla

Kaneelipulber

Salati jaoks

5-6 salatilehte

1 ananass kuubikuteks lõigatud

2 banaani, tükkideks lõigatud

1 kurk, kuubikuteks lõigatud

2 tomatit

2 apelsini, viiludeks lõigatud

4 musta datlit

Soola maitse järgi

meetod

Salatikastme valmistamiseks võta kauss ja sega maisitärklis apelsinimahlaga ning seejärel lisa kaussi apelsinikõrvits ja küpseta, kuni kastme tekstuur pakseneb. Seejärel lisatakse kaussi kaneelipulber ja tšillipulber ning seejärel pannakse mõneks tunniks külmkappi. Seejärel valmista salat, võta salatilehed kaussi ja kata see umbes 15 minutiks veega. Nüüd viiakse viilutatud tomatid ananassitükkide, õuna, banaani, kurgi ja apelsinitükkidega kaussi, maitse järgi soolaga ja segatakse hästi. Nüüd lisa see salatilehtedele ja kalla siis enne serveerimist jahutatud kaste salatile.

Nautige!!

põletatud maisi salat

Koostisained

Pakk suhkrumaisi maisitõlvikut

1/2 tassi viilutatud sibulat

1/2 tassi viilutatud paprikat

1/2 tassi viilutatud tomateid

Soola maitse järgi

Salatikastme jaoks

Oliiviõli

Sidrunimahl

tšillipulber

meetod

Maisikõrvu tuleks röstida keskmisel kuumusel, kuni need on kergelt söestunud. Pärast röstimist eemaldatakse maisikõrvadelt noa abil tuumad. Nüüd võta kauss ja sega terad, hakitud sibul, paprika ja tomatid soolaga ning tõsta kauss kõrvale. Nüüd valmista salatikaste, segades oliiviõli, sidrunimahla ja tšillipulbrit ning seejärel jahuta. Enne serveerimist vala kaste salatile, seejärel serveeri.

Nautige!

Coleslaw ja viinamarjasalat

Koostisained

1 hakitud kapsas

Umbes 2 tassi pooleks lõigatud rohelisi viinamarju

1/2 tassi peeneks hakitud koriandrit

3 hakitud rohelist tšillit

Oliiviõli

Sidrunimahl, maitse järgi

Tuhksuhkur, maitse järgi

soola ja pipart maitse järgi

meetod

Salatikastme valmistamiseks võta kaussi oliivõli, sidrunimahl suhkru ning soola ja pipraga ning sega korralikult läbi ja jahuta. Nüüd võta ülejäänud koostisosad teise kaussi ja tõsta kõrvale. Enne salati serveerimist lisa jahutatud salatikaste ja sega õrnalt läbi.

Nautige!!

tsitruseliste salat

Koostisained

Umbes 1 tass täisterapastat, keedetud

1/2 tassi viilutatud paprikat

1/2 tassi porgandit, blanšeeritud ja tükeldatud

Kevadsibul. hakitud

1/2 tassi apelsine, viiludeks lõigatud

1/2 tassi magusaid laimiviile

Tass oa idandeid

Umbes tassitäie kohupiima, madala rasvasisaldusega

2-3 spl piparmündilehti

Sinepipulber, maitse järgi

Tuhksuhkur, maitse järgi

soola

meetod

Kastme valmistamiseks lisa kaussi kohupiim, piparmündilehed, kuiv sinep, suhkur ja sool ning sega korralikult läbi. Nüüd sega teises kausis ülejäänud ained ja lase siis puhata. Enne serveerimist lisa salatile kaste ja serveeri jahutatult.

Nautige!!

Puuvilja-salati salat

Koostisained

4 salatilehte, lõigatud tükkideks

1 tükeldatud papaia

1 tass viinamarju

2 apelsini

1 tass maasikaid

1 arbuus

½ tassi sidrunimahla

1 tl mett

1 tl punaseid tšillihelbeid

meetod

Võtke sidrunimahl, mesi ja tšillihelbed kaussi ja segage hästi, seejärel pange kõrvale. Nüüd pane ülejäänud ained teise kaussi ja sega korralikult läbi. Enne serveerimist lisa salatile kaste.

Nautige!

karri kana salat

Koostisained

2 kondita, nahata kanarinda, keedetud ja pooleks lõigatud

3-4 sellerivart, tükeldatud

1/2 tassi madala rasvasisaldusega majoneesi

2-3 tl karripulbrit

meetod

Võtke keedetud, kondita ja nahata kanarind koos ülejäänud koostisosade, selleri, madala rasvasisaldusega majoneesi ja karripulbriga keskmistesse kaussidesse ja segage hästi. Nii et see maitsev ja lihtne retsept on serveerimiseks valmis. Seda salatit saab kasutada võileivatäidisena salatiga leival.

Nautige!!

Maasika ja spinati salat

Koostisained

2 tl seesamiseemneid

2 tl mooniseemneid

2 tl valget suhkrut

Oliiviõli

2 tl paprikat

2 tl valget äädikat

2 tl Worcestershire'i kastet

Tükeldatud sibul

Spinat, loputa ja lõika tükkideks

Liiter tükkideks hakitud maasikaid

Vähem kui tass mandleid, hõbetatud ja blanšeeritud

meetod

Võtke keskmine kauss; Sega mooniseemned, seesamiseemned, suhkur, oliivõli, äädikas ja paprika Worcestershire'i kastme ja sibulaga. Sega korralikult läbi ja kata ning pane seejärel vähemalt tunniks sügavkülma.

Võtke teine kauss ja segage kokku spinat, maasikad ja mandlid ning seejärel valage ürdisegu ja jahutage salat enne serveerimist vähemalt 15 minutit.

Nautige!

magus salat salat

Koostisained

Üks 16-untsi kott kapsasalati segu

1 hakitud sibul

Vähem kui tass kreemjat salatikastet

Taimeõli

1/2 tassi valget suhkrut

soola

Mooniseemned

Valge äädikas

meetod

Võtke suur kauss; Sega kokku kapsasalati segu ja sibul. Nüüd võta teine kauss ja sega omavahel salatikaste, taimeõli, äädikas, suhkur, sool ja mooniseemned. Pärast korralikku segamist lisa segu kapsasalati segule ja kata korralikult. Enne maitsva salati serveerimist pane see vähemalt tunniks-paariks külmkappi.

Nautige!

Klassikaline makaronisalat

Koostisained

4 tassi küünarnukimakarone, kuumtöötlemata

1 tass majoneesi

Vähem kui tass destilleeritud valget äädikat

1 tass valget suhkrut

1 tl kollast sinepit

soola

jahvatatud musta pipart

Üks suur sibul, peeneks hakitud

Umbes tassitäis riivitud porgandit

2-3 sellerivart

2 kuuma paprikat, tükeldatud

meetod

Võtke suur pott ja võtke soolaga maitsestatud vesi ja laske keema, lisage makaronid ja keetke ja jahutage umbes 10 minutit, seejärel kurnake. Nüüd võtke suur kauss ja lisage äädikas, majonees, suhkur, äädikas, sinep, sool ja pipar ning segage hästi. Kui see on hästi segatud, lisage seller, roheline paprika, paprika, porgand ja makaronid ning segage uuesti hästi. Kui kõik koostisosad on hästi segunenud, laske sellel enne maitsva salati serveerimist vähemalt 4-5 tundi külmkapis seista.

Nautige!

Pirni ja rokforti salat

Koostisained

Salat, tükkideks lõigatud

Umbes 3-4 pirni, kooritud ja tükeldatud

1 purk Roqueforti juustu, riivitud või murendatud

Roheline sibul, viilutatud

Umbes tassitäis valget suhkrut

1/2 purki kreeka pähkleid

Oliiviõli

2 tl punase veini äädikat

sinep maitse järgi

Küüslauguküüs

Sool ja must pipar maitse järgi

meetod

Võtke pann ja kuumutage õli keskmisel kuumusel, seejärel segage kreeka pähklite hulka suhkur ja jätkake segamist, kuni suhkur sulab ja pähklid karamellistuvad, seejärel laske neil jahtuda. Nüüd võta teine kauss ja lisa õli, äädikas, suhkur, sinep, küüslauk, sool ja must pipar ning sega korralikult läbi.

Nüüd sega kausis salat, pirnid ja sinihallitusjuust, avokaado ja murulauk ning seejärel lisa kastmesegu ning seejärel puista peale karamelliseeritud kreeka pähklid ning serveeri.

Nautige!!

Barbie tuunikala salat

Koostisained

Purk pikkuim-tuunikala

½ tassi majoneesi

Supilusikatäis parmesani juustu

Magus kornišon, maitse järgi

sibulahelbed, maitse järgi

Karripulber, maitse järgi

kuivatatud petersell, maitse järgi

Till, kuivatatud, maitse järgi

Küüslaugupulber, maitse järgi

meetod

Võtke kauss ja lisage kõik koostisosad ning segage hästi. Enne serveerimist lase neil tund aega jahtuda.

Nautige!!

Jõulu-kanasalat

Koostisained

1 nael kanaliha, keedetud

tass majoneesi

Paprikat teelusikatäis

Umbes kaks tassi jõhvikaid, kuivatatud

2 rohelist sibulat peeneks hakitud

2 rohelist paprikat, tükeldatud

Tass hakitud kreeka pähkleid

Sool ja must pipar maitse järgi

meetod

Võtke keskmine kauss, segage kokku majonees, paprika ja seejärel maitsestage ja vajadusel lisage soola. Nüüd võtke jõhvikad, seller, paprika, sibul ja kreeka pähklid ning segage need hästi. Nüüd lisatakse keedetud kana ja segatakse siis uuesti korralikult läbi. Maitsesta maitse järgi ja seejärel lisa vajadusel jahvatatud musta pipart. Enne serveerimist lase vähemalt tund aega jahtuda.

Nautige!!

Mehhiko oasalat

Koostisained

Mustade ubade purk

purk ube

Purk cannellini ube

2 hakitud rohelist paprikat

2 punast paprikat

Pakk külmutatud maisiterad.

1 punane sibul peeneks hakitud

Oliiviõli

1 supilusikatäis. punase veini äädikas

½ tassi sidrunimahla

soola

1 küüslauk, purustatud

1 supilusikatäis. Koriander

1 tl köömneid, jahvatatud

Must pipar

1 tl piprakastet

1 tl tšillipulbrit

meetod

Võtke kauss ja segage kokku oad, paprika, külmutatud mais ja punane sibul. Nüüd võta teine väike kauss, sega kokku õli, punase veini äädikas, sidrunimahl, koriander, köömned, must pipar ja seejärel maitsesta ning lisa tuline kaste tšillipulbriga. Vala juurde kastmesegu ja sega korralikult läbi. Enne serveerimist lase neil tund või paar jahtuda.

Nautige!!

Peekoni rantšo pastasalat

Koostisained

Purk keetmata kolmevärvilist rotini pastat

9-10 viilu peekonit

tass majoneesi

salatikastme segu

1 tl küüslaugupulbrit

1 tl küüslaugupipart

1/2 tassi piima

1 tükeldatud tomat

Purk musti oliive

Tass cheddari juustu, riivitud

meetod

Pane soolaga maitsestatud vesi potti ja aja keema. Keeda pasta selles pehmeks umbes 8 minutit. Nüüd võta pann ja kuumuta pannil õli ja küpseta selles peekon ja kui see küpseb, kurna see ja siis tükelda. Võtke teine kauss ja lisage ülejäänud koostisosad ning seejärel lisage see koos pasta ja peekoniga. Serveeri hästi segatuna.

Nautige!!

Punase nahaga kartulisalat

Koostisained

4 uut punast kartulit, puhastatud ja nühitud

2 muna

nael peekonit

peeneks hakitud sibul

Selleri vars tükeldatud

umbes 2 tassi majoneesi

soola ja pipart maitse järgi

meetod

Pane soolaga maitsestatud vesi potti ja lase keema ning seejärel lisa potti uued kartulid ja keeda umbes 15 minutit, kuni need on pehmed. Seejärel kurna kartulid ja lase jahtuda. Nüüd tõsta munad pannile ja kata need külma veega ning seejärel lase vesi keema ja siis tõsta pann tulelt ja tõsta kõrvale. Nüüd küpseta peekon ja nõruta see ning tõsta kõrvale. Nüüd lisa ja koostisosad kartuli ja peekoniga ning sega korralikult läbi. Jahuta ja serveeri.

Nautige!!

Musta oa ja kuskussi salat

Koostisained

Tass kuskussi, kuumtöötlemata.

Umbes kaks tassi kanapuljongit

Oliiviõli

2-3 spl laimimahla

2-3 spl punase veini äädikat

Köömned

2 hakitud rohelist sibulat

1 punane paprika hakitud

värskelt hakitud koriander

Tass külmutatud maisiterad.

Kaks purki musti ube

soola ja pipart maitse järgi

meetod

Kuumuta kanapuljong keemiseni ja sega seejärel kuskuss ning keeda pannil kaanega ja seejärel kõrvale jättes. Nüüd segage oliiviõli, laimimahl, äädikas ja köömned ning seejärel lisage sibul, paprika, koriander, mais, oad ja katke.

Nüüd sega kõik ained kokku ja siis enne serveerimist lase paar tundi jahtuda.

Nautige!!

Kreeka kana salat

Koostisained

2 tassi keedetud kanaliha

1/2 tassi viilutatud porgandit

1/2 tassi kurki

Umbes tassitäie hakitud musti oliive

Umbes tassitäis fetajuustu, riivitud või murendatud

Itaalia stiilis salatikaste

meetod

Võtke suur kauss, võtke keedetud kana, porgand, kurk, oliivid ja juust ning segage need korralikult läbi. Nüüd lisa salatikaste ja sega uuesti korralikult läbi. Nüüd pane kauss kaanega külmkappi. Serveeri külmalt.

Nautige!!

uhke kanasalat

Koostisained

½ tassi majoneesi

2 spl. siidri äädikas

1 hakitud küüslauk

1 tl värsket tilli, peeneks hakitud

1 nael keedetud kondita ja nahata kanarinda

½ tassi fetajuustu, riivitud

1 punane paprika

meetod

Majonees, äädikas, küüslauk ja till tuleb korralikult läbi segada ja hoida külmkapis vähemalt 6-7 tundi või üleöö. Nüüd visatakse kana, paprika ja juust kokku ja lastakse siis paar tundi jahedas seista ning siis serveeritakse tervisliku ja maitsva salati retsept.

Nautige!!

Puuviljane karri-kanasalat

Koostisained

4-5 kanarinda, keedetud

Selleri vars tükeldatud

Rohelised sibulad

Umbes tassitäis kuldseid rosinaid

Õun, kooritud ja viilutatud

röstitud pähklid

Rohelised viinamarjad, seemnetega ja poolitatud

karri pulber

Tass madala rasvasisaldusega majoneesi.

meetod

Võtke suur kauss ja võtke kõik koostisosad, nagu seller, sibul, rosinad, viilutatud õunad, röstitud kreeka pähklid, rohelised seemneteta viinamarjad karripulbri ja majoneesiga, ning segage hästi. Kui need on omavahel hästi ühendatud, lase neil paar minutit puhata ja serveeri siis maitsvat ja tervislikku kanasalatit.

Nautige!!

Imeline karri-kanasalat

Koostisained

Umbes 4-5 kondita, nahata kanarinda, pooleks lõigatud

tass majoneesi

Umbes tassitäie kuuma kastet

Tl karripulbrit

Umbes teelusikatäis. piprast

Kreeka pähklid, umbes tass, hakitud

Üks tass viinamarju, seemnetega ja pooleks lõigatud.

1/2 tassi peeneks hakitud sibulat

meetod

Võta suur pann, küpseta selles kanarinda umbes 10 minutit ja küpsenuna tükelda kahvli abil tükkideks. Seejärel nõrutage need ja laske jahtuda. Nüüd võta teine kauss ja lisa majonees, kuum kaste, karripulber ja pipar ning sega. Seejärel sega segusse keedetud, tükeldatud kanarinnad ning seejärel lisa kreeka pähklid, karripulber ja pipar. Enne serveerimist pane salat mõneks tunniks külmkappi. See salat on suurepärane võimalus burgerite ja võileibade jaoks.

Nautige!

Vürtsikas porgandisalat

Koostisained

2 hakitud porgandit

1 hakitud küüslauk

Umbes tass vett 2-3 spl. Sidrunimahl

Oliiviõli

Soola maitse järgi

pipar maitse järgi

punase pipra helbed

Petersell, värske ja hakitud

meetod

Viige porgandid mikrolaineahju ja küpsetage neid mõni minut hakitud küüslaugu ja veega. Võtke see mikrolaineahjust välja, kui porgand on küpsenud ja pehme. Seejärel kurna porgandid ja tõsta kõrvale. Nüüd lisa porgandikaussi sidrunimahl, oliiviõli, piprahelbed, sool ja petersell ning sega korralikult läbi. Lase paar tundi jahtuda ja siis on maitsev vürtsikas salat serveerimiseks valmis.

Nautige!!

Aasia õunasalat

Koostisained

2-3 tl Riisiäädikas 2-3 spl. laimi mahl

Soola maitse järgi

Suhkur

1 tl kalakastet

1 julienned jicama

1 tükeldatud õun

2 kevadist sibulat, peeneks hakitud

piparmünt

meetod

Riisiäädikas, sool, suhkur, laimimahl ja kalakaste tuleks keskmises kausis korralikult segada. Kui see on hästi segunenud, tuleks julienned jicamas segada kausis hakitud õuntega ja korralikult läbi segada. Järgmisena lisatakse murulauk ja piparmünt ning segatakse. Enne salati võileiva või burgeriga serveerimist laske sellel veidi jahtuda.

Nautige!!

Kõrvitsa ja Orzo salat

Koostisained

1 suvikõrvits

2 hakitud murulauku

1 kollane kõrvits

Oliiviõli

Purk keedetud orzo

tilli

Petersell

½ tassi kitsejuustu, riivitud

Pipar ja sool maitse järgi

meetod

Suvikõrvits, hakitud talisibul koos kollase squashiga pruunistatakse oliiviõlis keskmisel kuumusel. Neid tuleks küpsetada paar minutit, kuni need on pehmed. Nüüd tõsta need kaussi ja vala kaussi keedetud orzo koos peterselli, riivitud kitsejuustu, tilli, soola ja pipraga ning sega siis uuesti läbi. Enne roa serveerimist jahuta salat paar tundi.

Nautige!!

Kressi-puuviljasalat

Koostisained

1 kuubikuteks lõigatud arbuus

2 virsikut, viiludeks lõigatud

1 hunnik kressi

Oliiviõli

½ tassi sidrunimahla

Soola maitse järgi

pipar maitse järgi

meetod

Arbuusikuubikud ja virsikuviilud visatakse koos kressiga keskmises kausis, seejärel niristati oliiviõli ja laimimahlaga. Seejärel maitsesta ja vajadusel lisa maitse järgi soola ja pipart. Kui kõik komponendid on kergelt ja õigesti segunenud, tõsta kõrvale või võib paar tundi ka külmkapis hoida ning siis on maitsev ja tervislik puuviljasalat serveerimiseks valmis.

Nautige!!

Caesari salat

Koostisained

3 küüslauguküünt, hakitud

3 anšoovist

½ tassi sidrunimahla

1 tl Worcestershire'i kastet

Oliiviõli

munakollane

1 pea rooma salat

½ tassi Parmesani juustu, riivitud

krutoonid

meetod

Hakitud küüslauguküüned anšoovise ja sidrunimahlaga püreestada, seejärel lisada Worcestershire'i kaste soola, pipra ja munakollasega, seejärel blenderdada uuesti ühtlaseks massiks. See segu tuleks teha segisti abil madalal kuumusel, nüüd lisatakse aeglaselt ja järk-järgult oliiviõli ja seejärel rooma salat. Seejärel tuleb segu mõneks ajaks kõrvale panna. Serveeri salat parmesani juustukatte ja krutoonidega.

Nautige!!

Kana ja mango salat

Koostisained

2 kanarinda, kondita, tükkideks lõigatud

Mescluni rohelised

2 mangot, kuubikuteks lõigatud

¼ tassi sidrunimahla

1 tl riivitud ingverit

2 teelusikatäit mett

Oliiviõli

meetod

Sidrunimahl ja mesi tuleks kausis läbi kloppida ning seejärel lisada riivitud ingver ja ka oliiviõli. Pärast koostisosade kausis segamist pange see kõrvale. Seejärel grillitakse ja lastakse kana jahtuda ning pärast jahutamist rebitakse kana kergesti näksitavateks kuubikuteks. Seejärel tõsta kana kaussi ja sega hästi köögiviljade ja mangodega. Pärast kõigi koostisosade korralikku segamist asetage see kõrvale jahtuma ja serveerige maitsvat ja huvitavat salatit.

Nautige!!

Apelsini salat mozzarellaga

Koostisained

2-3 apelsini, viilutatud

Mozzarella juust

Värsked basiilikulehed, lõigatud tükkideks

Oliivõli

Soola maitse järgi

pipar maitse järgi

meetod

Mozzarella ja apelsiniviilud segatakse värskete basiilikulehtedega. Pärast nende korralikku segamist nirista segule oliivõli ja maitsesta. Seejärel lisa vajadusel maitse järgi soola ja pipart. Enne salati serveerimist lase paar tundi jahtuda, sest nii saad salatile õiged maitsed.

Nautige!!

kolme oa salat

Koostisained

1/2 tassi siidri äädikat

Umbes tassi suhkrut

Tass taimeõli

Soola maitse järgi

½ tassi rohelisi ube

½ tassi vahaube

½ tassi ube

2 punast sibulat, peeneks hakitud

soola ja pipart maitse järgi

peterselli lehed

meetod

Siidriäädikas koos taimeõli, suhkru ja soolaga pannakse potti ja keedetakse, seejärel lisatakse oad koos viilutatud punase sibulaga ja lastakse vähemalt tund aega marineerida. Tunni aja pärast maitsesta soolaga, vajadusel lisa soola ja pipart ning serveeri koos värske peterselliga.

Nautige!!

miso tofu salat

Koostisained

1 tl ingverit, peeneks hakitud

3-4 supilusikatäit misot

Vesi

1 supilusikatäis. riisiveini äädikas

1 tl sojakastet

1 tl tšillipastat

1/2 tassi maapähkliõli

1 beebispinat, tükeldatud

½ tassi tofut, lõigatud tükkideks

meetod

Hakitud ingver tuleks püreestada miso, vee, risiveiniäädika, sojakastme ja tšillipastaga. Seejärel tuleks see segu segada poole tassi maapähkliõliga. Kui see on hästi segunenud, lisa kuubikuteks lõigatud tofu ja hakitud spinat. Jahuta ja serveeri.

Nautige!!

jaapani redis salat

Koostisained

1 viiludeks lõigatud arbuus

1 redis, viilutatud

1 kevadsibul

1 hunnik õrnaid köögivilju

mirin

1 tl riisiveini äädikat

1 tl sojakastet

1 tl riivitud ingverit

soola

seesamiõli

Taimeõli

meetod

Võtke arbuus, redis murulaugu ja rohelisega kaussi ja asetage kõrvale. Nüüd võta teine kauss, lisa mirin, äädikas, sool, riivitud ingver, sojakaste seesamiõli ja taimeõliga ning sega siis korralikult läbi. Kui kausis olevad koostisosad on hästi segunenud, määri see segu arbuusi- ja redisekausile. Seega on huvitav, kuid väga maitsev salat serveerimiseks valmis.

Nautige!!

edela cobb

Koostisained

1 tass majoneesi

1 tass petipiima

1 tl kuuma Worcestershire'i kastet

1 tl koriandrit

3 kevadsibulat

1 supilusikatäis. Apelsinikoor

1 hakitud küüslauk

1 pea rooma salat

1 avokaado, tükeldatud

jicama

½ tassi vürtsikat juustu, riivitud või purustatud

2 apelsini, viiludeks lõigatud

Soola maitse järgi

meetod

Majonees ja pett tuleks püreestada kuuma Worcestershire'i kastme, murulaugu, apelsinikoore, koriandri, hakitud küüslaugu ja soolaga. Nüüd võta teine kauss ja sega rooma salat, avokaadod ja jicamad apelsinide ja riivjuustuga. Nüüd vala petipiimapüree apelsinide kaussi ja tõsta enne serveerimist kõrvale, et salatile õige maitse saavutaks.

Nautige!!

Caprese salat

Koostisained

1 pakk Fusilli

1 tass mozzarellat, kuubikuteks lõigatud

2 tomatit, seemnetest puhastatud ja tükeldatud

värsked basiiliku lehed

¼ tassi röstitud seedermänni pähkleid

1 hakitud küüslauk

soola ja pipart maitse järgi

meetod

Fusilli küpseb vastavalt juhistele, seejärel tõsta kõrvale jahtuma. Kui see on jahtunud, raputa peale mozzarella, tomatid, röstitud seedermänniseemned, hakitud küüslauk ja basiilikulehed ning maitsesta, vajadusel lisa maitse järgi soola ja pipart. Hoidke kogu salatisegu jahtuma ja serveerige seda koos võileibade või burgeritega või mõne muu toidukorraga.

Nautige!!

Suitsuforelli salat

Koostisained

2 spl. siidri äädikas

Oliiviõli

2 šalottsibulat, hakitud

1 tl mädarõigast

1 tl Dijoni sinepit

1 tl mett

soola ja pipart maitse järgi

1 purk Suitsuforell, helvestatud

2 õuna, viilutatud

2 peeti, viilutatud

rukola

meetod

Võtke suur kauss ja lisage helvestest suitsuforell koos julieneeritud õunte, peedi ja rukolaga ning asetage kauss kõrvale. Nüüd võta teine kauss ja sega kokku siidriäädikas, oliiviõli, mädarõigas, hakitud šalottsibul, mesi ja Dijoni sinep ning seejärel maitsesta segu oma maitse järgi ning seejärel vajadusel lisa soola ja pipart, vastavalt oma maitsele. Nüüd võta see segu ja vala kaussi julieneeritud õuntega ning sega korralikult läbi ning serveeri salatit.

Nautige!!

Munasalat ubadega

Koostisained

1 tass rohelisi ube, blanšeeritud

2 redist, viilutatud

2 muna

Oliiviõli

soola ja pipart maitse järgi

meetod

Munad tuleks kõigepealt keeta mangoldiga ja seejärel segada blanšeeritud roheliste ubade ja viilutatud redisega. Sega korralikult läbi ja piserda seejärel oliiviõliga ning maitsesta. Kui kõik koostisosad on hästi segunenud, tõsta need kõrvale ja lase jahtuda. Kui segu jahtub, on salat serveerimiseks valmis.

Nautige!!

Ambrosia salat

Koostisained

1 tass kookospiima

2-3 viilu apelsinikoort

Paar tilka vaniljeessentsi

1 tass viilutatud viinamarju

2 mandariini, viilutatud

2 õuna, viilutatud

1 riivitud ja röstitud kookospähkel

10-12 pähklit, purustatud

meetod

Võtke keskmine kauss ja segage kookospiim, apelsinikoor vaniljeessentsiga.

Kui see on korralikult vahustatud, lisa viilutatud mandariin koos viilutatud õunte ja viinamarjadega. Pärast kõigi koostisosade korralikku segamist asetage see enne maitsva salati serveerimist tunniks või paariks külmkappi.

Kui salat jahtub, serveeri seda võileiva või burgeriga.

Nautige!!

viilu salat

Koostisained

tass majoneesi

Tass sinihallitusjuustu

1/2 tassi petipiima

šalottsibul

Riivitud sidrun

Inglise kaste

värskeid peterselli lehti

jäämäe kiilud

1 kõvaks keedetud muna

1 tass peekonit, purustatud

soola ja pipart maitse järgi

meetod

Püreesta majonees sinihallitusjuustu, peti, šalottsibula, kastme, sidrunikoore ja peterselliga. Peale püreestamist maitsesta ja vajadusel lisa maitse järgi soola ja pipart. Nüüd võtke teine kauss ja visake jäämäe viilud munamimoosiga kaussi, et munamimoos määriks kõvaks keedetud munad läbi sõela. Nüüd vala majoneesipüree viilude ja mimoosi kausile ning sega korralikult läbi. Salatit serveeritakse, määrides sellele värsket peekonit.

Nautige!!

Hispaania pipra salat

Koostisained

3 kevadsibulat

4-5 oliivi

2 paprikat

2 spl. Sherry äädikas

1 pea suitsupaprikat

1 pea rooma salat

1 peotäis mandleid

Küüslauguküüs

Leiva viilud

meetod

Murulauk grillitakse ja seejärel lõigatakse tükkideks. Nüüd võta teine kauss ja lisa paprika ja oliivid koos mandlitega, suitsupaprika, äädikas, rooma salat ning grillitud ja hakitud murulauk. Sega kausi koostisosad korralikult läbi ja tõsta kõrvale. Nüüd röstitakse saiaviilud ja röstimisel hõõrutakse küüslauguküüned viiludele ning seejärel kallatakse paprika segu grillleibadele.

Nautige!!

mimoosi salat

Koostisained

2 kõvaks keedetud muna

½ tassi võid

1 pea salatit

Äädikas

Oliiviõli

hakitud ürte

meetod

Võtke keskmine kauss ja segage salat, või äädika, oliiviõli ja hakitud ürtidega. Pärast kausi koostisainete korralikku segamist tõsta kauss mõneks ajaks kõrvale. Vahepeal valmistatakse mimoos ette. Mimoosi valmistamiseks kooritakse esmalt kõvaks keedetud munad ning seejärel sõela abil kurnatakse kõvaks keedetud munad ja nii ongi mimoosimuna valmis. Nüüd tuleks see munamimoos enne maitsva mimoosalati serveerimist salatikaussi lusikaga üle kanda.

Nautige!!

klassikaline waldorf

Koostisained

1/2 tassi majoneesi

2-3 spl hapukoort

2 kevadist sibulat

2-3 supilusikatäit peterselli

1 sidruni koor ja mahl

Suhkur

2 hakitud õuna

1 selleri vars tükeldatud

Kreeka pähklid

meetod

Võtke kauss ja seejärel majonees, hapukoor tuleks vahustada murulaugu, sidrunikoore ja -mahla, peterselli, pipra ja suhkruga. Kui kausis olevad koostisosad on hästi segunenud, asetage see kõrvale. Nüüd võta teine kauss ja sega kokku õunad, hakitud seller ja kreeka pähklid. Nüüd võta majoneesisegu ja sega see õunte ja selleriga. Sega kõik ained korralikult läbi, lase kausis veidi puhata ja serveeri siis salatit.

Nautige!!

www.ingramcontent.com/pod-product-compliance
Lightning Source LLC
Chambersburg PA
CBHW071430080526
44587CB00014B/1791